LES
ALIÉNÉS

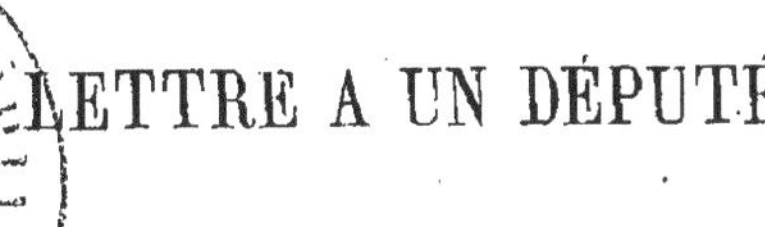

LETTRE A UN DÉPUTÉ

PAR

STEPHAN SENHERT

PARIS

FURNE, JOUVET ET Cⁱᵉ, LIBRAIRES-ÉDITEURS

RUE SAINT-ANDRÉ-DES-ARTS, 45

1869

LES

ALIÉNÉS

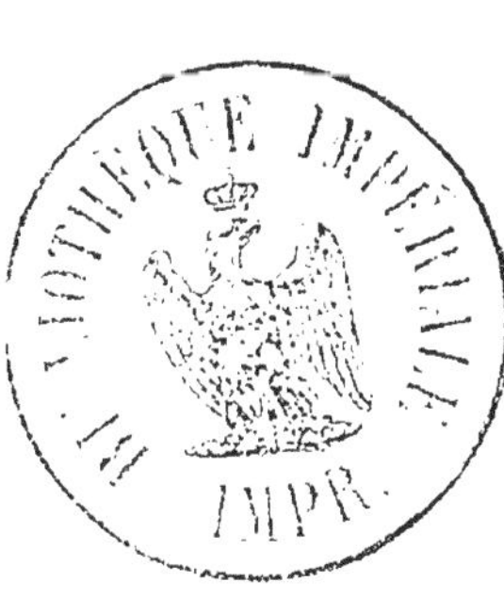

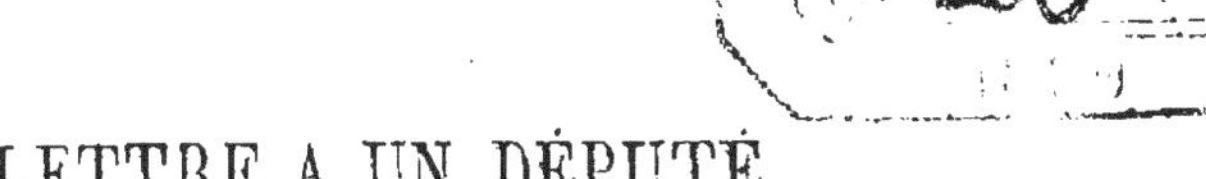

LETTRE A UN DÉPUTÉ

PAR

STEPHAN SENHERT

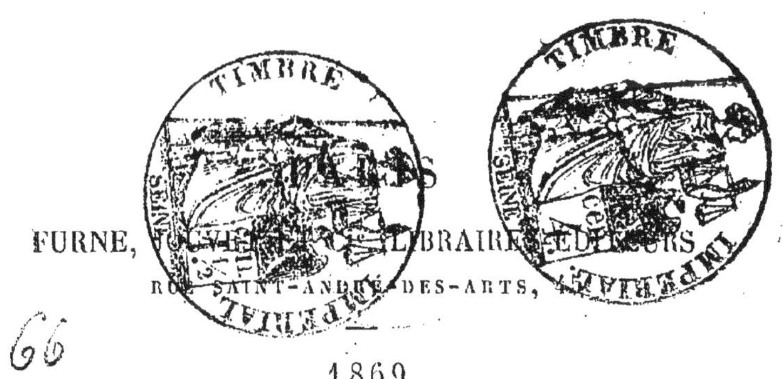

FURNE, JOUVET ET Cⁱᵉ, LIBRAIRES-ÉDITEURS

RUE SAINT-ANDRÉ-DES-ARTS,

1869

LES ALIÉNÉS

—

Monsieur, vous me demandez mon avis sur la question des aliénés, que M. le ministre de l'intérieur fait étudier en ce moment par une commission, en attendant que le Corps législatif en soit saisi lui-même, et vous ajoutez avec une obligeance parfaite qu'il pesera dans votre esprit d'un poids sans égal. Rien certainement ne saurait être plus gracieux, et cette assurance, venant d'un homme tel que vous, flatte au plus haut degré mon amour-propre. Mais entreprendre la défense de la loi de 1838 paraît, au premier abord, une témérité, l'opinion publique n'étant pas dans cet état de calme qui permet à la vérité de faire entendre sa voix librement. Dans tous les cas, c'est une tâche ingrate ; plus ingrate cependant que difficile.

Il y a eu dans la presse, au sujet de cette loi, un concert d'accusations, dont j'ai longtemps cherché la cause. Ce n'était pas de la discussion, mais de la violence, et, par moments encore, ce sont des attaques brutales, passionnées, chargées d'exagération, qui excluent l'examen et qui, par conséquent, troublent les esprits, au lieu de les éclairer. Quel est, en effet, le teneur de plume qui n'a pas dans sa gibecière une provision de phrases plus ou moins ronflantes sur la liberté individuelle, sur les bastilles de l'intelligence, sur ces cachots où la raison achève de s'éteindre au milieu d'affreuses tortures? Avec cela n'est-on pas dispensé de discuter ? Nous autres d'ailleurs, gens d'esprit et d'imagination, nous aimons la mise en scène, et vraiment il ne fallait pas de grands efforts de tête pour donner à une question de ce genre une tournure dramatique.

J'ai souvent admiré la suffisance avec laquelle certains journalistes décident sur des questions qu'ils ne connaissent qu'imparfaitement ou même pas du tout. Il leur importe peu qu'elles exigent des études sérieuses ou une pratique journalière. Leur qualité est comme un brevet de savoir et d'infaillibilité, ce qui fait qu'ils prononcent en toute chose avec cette autorité souveraine que l'Église apporte dans les affaires dogmatiques. Aussi, au risque d'émettre un paradoxe, il m'a toujours semblé qu'un journaliste et un pape se ressemblent par ce côté. Ne riez pas, monsieur, car je pourrais vous nommer tel et tel que vous reconnaîtriez à ce signe.

La question qui nous occupe s'est présentée sous deux points de vue. Il y a eu d'abord une question de principe mal définie, mal comprise surtout, et, en second lieu, une question de personnes. Comment la loi de 1838 a-t-elle pu avoir un caractère personnel, les journalistes étant tous en pleine possession de leurs facultés intellectuelles? Voici la chose. Un journaliste est un homme considérable ; son action sur l'opinion publique est plus ou moins grande ; mais, à quelque degré d'importance qu'il soit placé, il n'en est pas moins convaincu de sa puissance, et, persuadé en outre qu'il est pour le gouvernement un épouvantail, il se croit sérieusement l'objet de ses colères et toujours

menacé dans sa liberté. De son côté, le gouvernement ayant peur, assure-t-il, et n'osant l'avouer,
préfère recourir à des moyens ténébreux. Donc, à
défaut de la justice, qui est publique et éclatante,
il se servira plus volontiers de l'administration qui
peut agir dans l'ombre. Vous craignez de me traiter
en accusé, vous me traiterez en fou.

Voilà pourtant la principale cause de cette haine
que la presse a fait éclater fort mal à propos pour
la loi de 1838. Si vous preniez ceci pour une sup-
position malveillante, je vous dirais que j'ai entendu, entendu de mes deux oreilles, des hommes
sérieux, qui n'ont jamais passé pour des sots, exprimer ces sentiments avec une parfaite conviction. Chez les uns, il y avait une terreur exa-
gérée ; chez les autres une sorte d'orgueil, car ils
se seraient écrié volontiers :

Je suis donc un foudre de guerre.

Il est par conséquent assez difficile de leur démontrer que la peur qu'ils éprouvent est absurde, et
que la loi dont ils se sont plu à faire un instru-
ment de tyrannie dans la main du pouvoir n'est
pas facile à manier. Je suppose qu'ils la connais-

sent. Aussi bien, si nous entrons à ce sujet dans quelques détails, ce n'est pas à eux qu'ils s'adressent, mais au public dont ils ont aliéné l'esprit.

Nous lui apprendrons qu'il existe deux sortes d'établissements consacrés au traitement des maladies mentales : les établissements publics, placés sous la direction de l'autorité, et les établissements privés, placés sous sa surveillance seulement, mais soumis à une autorisation préalable, qui définit les conditions de leur existence.

Nous lui apprendrons encore que les placements se font d'office, ou à titre volontaire, et qu'il y a des règles fixes pour les uns comme pour les autres. C'est dans cette disposition qu'est surtout l'âme de la loi; c'est par ce côté qu'elle touche à la liberté individuelle et à l'ordre public; c'est aussi par ce côté qu'elle a été le plus vivement attaquée.

Avant la loi de 1838, il n'existait que peu de garantie pour l'ordre et la sûreté publique, et point du tout pour la liberté individuelle. Voulait-on se débarrasser d'une personne, dont la présence était un obstacle à certaines convoitises? il suffisait de trouver des complaisants ou des complices, ce qui en aucun temps n'a été rare. Dès que la porte d'une maison de fous s'était fermée sur la victime, ses cris pouvaient y être à jamais étouffés. C'était bien le cas de s'écrier avec le poëte : *O voi ch'entrate, lasciati ogni speranza.*

Cette loi fut donc une conquête pour la liberté, et, par conséquent, pour l'humanité. Elle imposa des devoirs à l'autorité, et traça les règles qui doivent être suivies pour la séquestration d'un aliéné. La première de ces règles, c'est que la personne qui fait un acte aussi considérable se fasse connaître, afin qu'on puisse lui en demander compte dans le cas où elle aurait obéi à d'autres vues qu'à son devoir. Ce n'est pas tout; il faut qu'elle engage la responsabilité d'un médecin, dont le certificat devient en quelque sorte la clef de voûte de ce triste édifice. Ce certificat doit indiquer la particularité de la maladie et la nécessité de faire traiter dans un établissement spécial la personne qui en fait l'objet. Enfin la loi exige qu'il n'ait pas plus de quinze jours de date, et qu'il ne soit signé ni par un médecin attaché à l'établissement, ni par un médecin parent ou allié soit des chefs de la maison de santé, soit de la personne qui a demandé le placement.

Voilà bien des précautions. Cependant MM. les journalistes ne les estiment pas suffisantes. Ils sont d'avis que le corps médical ne manque ni d'ignorants ni de fripons, et qu'il se trouvera toujours des hommes qui, par complaisance ou par intérêt, se rendront coupables d'une mesure aussi abominable que celle de priver un être humain de sa liberté. Si nous ajoutons que la loi exige l'attache du médecin de l'établissement, dont le certificat doit figurer avec celui de son collègue sur le bulletin d'entrée, ils répondent qu'il a un intérêt suffisant pour trouver la mesure bonne.

En effet, ne semble-t-il pas que la loi se soit prise du même scrupule? Elle s'est dit que le demandeur peut avoir eu quelque intérêt à faire enfermer son parent ou son ami; que le médecin a pu se prêter complaisamment à une infamie, et que le chef de l'établissement doit, pour son plus grand profit, trouver que le prétendu fou n'a que ce qu'il mérite. Que fait-elle alors? Elle charge un ou plusieurs hommes de l'art, au nom de la liberté individuelle, de visiter sans délai la personne dont il s'agit, à l'effet de constater si elle est réellement aliénée.

Nous ne voulons pas plus de ce troisième mé-decin que des deux autres, s'écrient les adversaires de la loi. Nous connaissons leurs allures. Par où l'un a passé, il faut que l'autre passe. Celui-ci n'a ni plus d'indépendance ni plus d'honnêteté que celui-là. D'ailleurs ils sont habitués à voir des fous. A leurs yeux, l'homme le plus raisonnable a toujours un côté par lequel il serait aisé d'établir sa folie.

Sans exprimer aussi brutalement sa méfiance, le législateur semble avoir encore raisonné comme ces messieurs; car, non content de s'être assuré de l'opinion des hommes de l'art, il a chargé le procureur impérial de visiter, à des époques indéterminées, tous les établissements de son ressort, soit publics, soit privés, pour s'y assurer que ses prescriptions y sont rigoureusement observées, et pour y recevoir, en outre, les réclamations des personnes qui s'y trouvent détenues. Ce n'est pas tout encore ; il a imposé les mêmes obligations au préfet, au président du tribunal, au juge de paix et au maire de la commune, afin de tenir éveillée la responsabilité de tous ceux qui, de près ou de loin, ont concouru au placement.

Certes, si quelque chose était à reprendre, ce serait peut-être cet excès de précautions, cette responsabilité qui pèse sur tant de monde. Tous ces fonctionnaires connaissent leurs droits; ils savent qu'ils peuvent se faire ouvrir les portes de ces asiles; mais le font-ils? Voilà la question. Lorsque nous parlerons des modifications qui pourraient être apportées à la loi, sans en altérer l'essence, nous indiquerons le rôle auquel ces fonctions devraient être réduites. Il nous suffit pour le moment d'avoir démontré que la loi a entouré les placements de garanties sérieuses. Voici en effet une personne séquestrée, à titre volontaire ou d'office. Supposez que la mesure soulève, soit dans le public, soit de la part de parents ou d'amis, de légitimes réclamations; vous ne pourrez les étouffer qu'en gagnant d'abord tous les médecins, puis les magistrats et les fonctionnaires auxquels la loi a confié son pouvoir. Il faudra qu'ils s'entendent tous pour laisser consommer le plus effroyable des attentats. Non, cela est trop absurde.

Est-il cependant impossible de faire brèche?

Pas plus qu'il n'est impossible qu'un magistrat condamne un innocent ou absolve un coupable, par faiblesse ou par intérêt. Dans ce cas, serait-ce la faute de la loi ou bien de l'homme chargé de l'appliquer? Pour moi, qui ai passé une partie de ma vie à l'étudier sous tous ses aspects et en dehors de tout esprit de parti, je ne crains pas d'affirmer qu'une séquestration arbitraire présenterait de grands obstacles et serait de courte durée. On a pu, dans certains cas, exagérer les précautions; on a pu s'inquiéter beaucoup plus de l'ordre public que de la liberté individuelle; mais je ne crois pas que cette liberté ait jamais été complétement méconnue.

Voilà plus de trente ans que la loi a été rendue et qu'elle est chaque jour appliquée. Le nombre des individus frappés d'aliénation mentale dans le département de la Seine, le seul qui nous occupe, s'élève à plus de trois mille. Comme ce chiffre a varié d'année en année, prenons pour moyenne, pendant cette période trentenaire, celui de deux mille cinq cents, ce qui nous donnera soixante-quinze mille personnes soumises à la séquestration. Combien de cas de séquestration arbitraire les journaux ont-ils signalés? Trois ou quatre, et encore je les défie de le prouver. Je veux bien cependant passer condamnation sur ce point. Je consens même à ce qu'ils doublent et triplent ce chiffre, s'ils croient pouvoir en tirer un meilleur parti. Quoi! dans une matière aussi délicate, vous n'êtes pas frappés d'admiration, en voyant si peu de place laissée à l'arbitraire ou à l'erreur. Diminuez-en les chances, je le veux bien; mais prenez garde que vos idées, si vous en avez, ne soient en contradiction avec vos désirs.

Il est donc évident que, dans cette question, les adversaires de la loi de 1838 n'en ont vu qu'un seul côté. Exclusivement occupés des périls où elle pourrait engager la liberté individuelle, ils n'ont eu aucun souci de la sûreté des personnes, qu'ils trouvent sans doute que l'autorité protége suffisamment. Pour nous, au contraire, la liberté individuelle est complétement garantie. Aussi, ne demandons-nous aucune autre précaution; et, si nous nous proposons d'indiquer à cet égard une modification à la loi, ce ne sera guère qu'un dé- placement de responsabilité. Nos adversaires, esti- mant ces garanties insuffisantes, voudraient élever de telles barrières, qu'il deviendrait presque impossible de séquestrer personne de la société, jusqu'à ce qu'une réaction inévitable vint renverser leur édifice. Ils ne croient pas à la folie, ou, s'ils y croient, ils ne supposent pas qu'elle puisse faire courir aucun danger à la société, pareils aux hommes de l'Écriture qui ont des yeux pour ne pas voir, et des oreilles pour ne point entendre. Mais en pensant ainsi, ils nous ont livré, sans qu'ils s'en doutent, le secret de leur ignorance, de leur ignorance sur ce point seul, bien entendu; car on peut être fort habile, parler sur une question avec grand bruit, mais fort mal à propos. C'est en effet ce qu'on a fait ici. Voulez-vous que je vous dise où l'on nous conduirait avec ces scrupules exagérés?

A côté des établissements publics et privés ayant une existence légale et agissant au grand jour, il en est d'autres qui, dans un intérêt sordide ou religieux, ont quelquefois reçu les malheureux pour lesquels nous avons ouvert des asiles. Ces cas sont rares, il est vrai, parce que la loi a sagement aplani les obstacles pour le placement des personnes frappées de folie; mais élevez de nou-

velles barrières autour de la loi, rendez ses prescriptions à peu près impraticables, les couvents
ouvriront leurs portes, et, lorsqu'ils auront ense-
veli dans leurs sombres demeures les malheureux
pour lesquels votre sensibilité s'épuise, je vous
défie d'y pénétrer, fussiez-vous la justice. A qui
d'ailleurs les victimes adresseraient-elles leurs
plaintes? qui vous signalerait leur présence dans
ces lieux de mystère? Ainsi, au lieu d'avoir for-
tifié la liberté individuelle, vous l'aurez livrée à la
cupidité, à la vengeance ou au fanatisme. Croyez-
vous donc que ce soit dans l'intérêt de la liberté
que les journaux cléricaux ont arboré vos couleurs
dans cette campagne contre la loi de 1838? Vous
n'avez pu contenir votre joie d'avoir de tels auxi-
liaires. N'y avait-il pas en effet matière à édifica-
tion de voir la main d'un ex-saint-simonien serrer
celle d'un cardinal?

Le lendemain du jour où, à l'occasion du rapport de M. Suin sur la matière, l'archevêque de
Bordeaux avait lancé de la tribune du Sénat une
affreuse calomnie, dont ne se doutait pas assu-
rément son évangélique bonté, je fus accosté par
un de ces hommes froids, sérieux, réfléchis, qui

cherchent dans une discussion des raisons et non
des phrases. « Je suis ravi de vous voir, me dit-
il; vous allez fixer mon esprit sur un point nébu-
leux. J'ai pour ami un des chefs du parti clérical.
Il déploie dans son journal contre la loi de 1838
autant de passion pour le moins que les journaux
dits démocratiques, tels que *le Siècle*, *l'Opinion
nationale*, *la Liberté*, etc. Je ne m'explique pas
cette rage contre une loi qui m'a toujours paru
honnête, et, comme l'amour de la liberté n'est
pour rien dans ces attaques, je n'en devine pas les
motifs. » Je lui en développai les raisons plus
longuement que je ne l'ai fait ici. Il en parut pé-
nétré. « Merci, me dit-il en me quittant. Votre
explication est juste, je sais maintenant à quoi
m'en tenir. »

Il y a dans la loi de 1838 une série de prescriptions, qui, en admettant même la fraude, ren-
draient impossible une séquestration de quelque
durée; car il faudrait admettre la complicité de
trop de personnes, et alors où serait l'avantage?
d'autant qu'il faudrait ensuite compter avec la
justice, le législateur ayant édicté des peines sé-
vères contre les coupables de séquestration arbi-

traire. La publicité n'est-elle pas aussi un moyen de forcer les portes d'un asile? Qu'un individu ait été enlevé à sa famille, sous prétexte de folie; s'il a quelques relations dans le monde; s'il a des parents ou des amis; s'il a surtout une situation politique, comme serait celle d'un journaliste, n'aurez-vous pas le lendemain toutes les trompettes de la presse, pour renverser les murailles de cette nouvelle Jéricho? Croyez-vous qu'il se trouverait un pouvoir assez violent ou assez sot pour recourir à de pareilles manœuvres et se flatter de les justifier? Non. La Bastille est bien détruite, et la loi de 1838 n'a eu ni la pensée ni le moyen d'en relever les ruines.

Le fou, d'ailleurs, éprouve un besoin d'écrire dont il ne se lasse jamais, et parvient toujours à faire arriver ses lettres à destination, s'il se persuade que ses surveillants ou ses geôliers, suivant l'expression du cardinal Donnet, ont un intérêt à les retenir. La loi, dans sa sollicitude, punit de la prison tout chef d'établissement qui aurait supprimé ou seulement retenu aucunes requêtes, aucunes réclamations adressées par un aliéné à l'autorité judiciaire ou administrative. Un article

1.

pareil respire l'honnêteté, et je ne connais rien de plus digne de respect que cette protection accordée à des êtres privés des ressources de leur intelligence. Il est peut-être arrivé, dans les premiers temps, que quelques directeurs d'asiles, troublés par des réclamations où ils étaient représentés sous des couleurs peu flatteuses, se sont permis de les détourner de leur voie ; mais aujourd'hui, mieux éclairés sur leurs devoirs et sur leurs intérêts, et persuadés que ces plaintes, lors même qu'elles semblent indiquer une certaine liberté d'esprit, sont un des éléments les plus sûrs de la légitimité de la mesure prise à l'égard de ces malheureux, ils s'empressent d'ouvrir la porte à leurs réclamations.

D'ailleurs, lorsqu'une personne est placée dans une maison d'aliénés, pour peu qu'il y ait en jeu des intérêts d'une certaine importance, il est rare que l'accord règne parmi tous les membres de la famille. Comment supposer alors qu'on puisse, sous les regards vigilants de tant d'intérêts divers, retenir un individu sain d'esprit dans un état de véritable séquestration. Des dénonciations arriveraient en foule aux autorités, et il se ferait tant de bruit et tant de scandale autour du pauvre diable, que les portes de l'asile s'ouvriraient d'elles-mêmes. Ainsi donc, toute atteinte portée à la liberté individuelle serait suivie d'un épouvantable concert de réclamations.

Supposez que la personne dont on veut se débarrasser soit un homme public; serait-il possible de le faire disparaître sans bruit? à moins que vous ne déclariez que nous vivons sous les heureuses lois du tsar ou du sultan. Quel bien en reviendrait-il au pouvoir qui aurait commis cet attentat? S'il s'agit, au contraire, d'une personne privée, où serait l'intérêt de l'autorité à fermer les yeux sur un acte aussi grave que celui de priver un homme de sa liberté?

Vous me direz que la loi est exécutée par des hommes; que ces hommes ont des passions et des intérêts, et qu'on doit compter avec ces passions et ces intérêts. A la bonne heure! Ce n'est donc pas la loi que vous trouvez mauvaise, mais les instruments employés pour la mettre en activité; c'est-à-dire que vous demandez des garanties plus complètes. Je le veux bien. Lesquelles?

On s'est récrié bien souvent contre l'autorité

donnée à un homme, à un médecin, disons le mot, lequel peut être ignorant, faible ou cupide, ou tous les trois à la fois. On voudrait en conséquence l'attache de plusieurs docteurs; soit. Mais, si vous supposez un homme de cette condition assez dépourvu d'honnêteté pour se prêter à une aussi horrible infamie, pourquoi ne s'en trouverait-il pas deux? Quant à moi, je ne puis admettre, tant cette idée trouble mes sens, qu'il s'en trouve un seul pour sacrifier son honneur, sa considération et son repos, car il peut être pris à partie, soit par la justice, au nom de la société, soit par un membre de la famille, au nom d'un intérêt privé compromis. Supposant toujours qu'il s'agit d'intérêts considérables, est-il admissible qu'on ira s'abriter derrière un médecin obscur, inconnu? Cela seul ferait naître des doutes, et servirait de témoignage contre l'auteur d'un si grand crime. Quel est, en général, le médecin dont on réclame l'intervention? C'est le médecin de la famille, l'homme qui en connaît le mieux tous les secrets, qui a suivi les faiblesses du malade, et qui presque toujours a provoqué cette mesure rigoureuse mais nécessaire.

Nous ne parlons, bien entendu, que des placements volontaires, les seuls où la cupidité pourrait se donner carrière ; car, s'il n'est question
que d'un malheureux, dont la fortune ne peut
exciter aucune convoitise, où est l'intérêt de l'autorité ? Le traitement de ces malheureux est même
une charge fort lourde pour les contribuables.
Cependant vous seriez dans l'erreur, si vous vous
figuriez que leurs réclamations sont moins nom-
breuses et moins injustes. Ouvrez leurs dossiers;
vous y trouverez les mêmes accusations, les
mêmes violences de langage, les mêmes calom-
nies contre ceux qui de près ou de loin ont con-
tribué à les priver de leur liberté.

Oui, direz-vous; mais, tout en réservant l'ho-
norabilité de l'homme, je puis inculper son juge-
ment. Cela peut être, et pas plus que vous je ne
veux reconnaître l'infaillibilité d'aucun être humain. Remarquez d'ailleurs que ce ne sont pas les
lumières d'un seul homme que nous mettons en
doute, mais celles de trois personnes compé-
tentes. Vous ne demandez que deux certificats;
la loi en exige trois ; non point, il est vrai, pour
ouvrir la porte de l'asile, mais pour s'assurer que

le placement est justifié par l'état de la personne placée, ce qui me paraît présenter une garantie plus complète, les trois médecins ayant une position, une responsabilité et des intérêts différents. Aller au delà serait impraticable et onéreux pour un grand nombre de familles.

Il existe pour les placements d'office une série de garanties, dont les adversaires de la loi ne paraissent pas se douter. Un commissaire de police est tenu de se livrer à une enquête sur les dangers de laisser libre la personne dont on lui demande la séquestration. Si cette enquête, dans laquelle des témoins sont entendus, des faits énoncés, des preuves fournies, et presque toujours des certificats produits, si cette enquête en démontre la nécessité, que fait-il? il dirige le malade sur la Préfecture de police, où a été organisé dans ce but un service médical.

Cette mesure, qui paraît au premier abord dépourvue de bienveillance et propre tout au plus à compliquer la situation, est, au contraire, une garantie réelle au point de vue de la séquestration, le malade étant là examiné avec un dossier déjà formé ; car le procès-verbal du commissaire de police doit établir, autant que possible, son état civil complet, sa profession, ses ressources et ses habitudes, l'origine et les causes de son affection, la manière dont elle se manifeste, le traitement auquel il a été soumis, et en vertu de quelles prescriptions. Si l'individu n'a eu qu'un accès passager, ou si son délire n'est pas suffisamment déterminé, le préfet de police, sur le rapport du médecin, ordonne immédiatement sa sortie. Dans le cas, au contraire, où la folie est réelle et persistante, le malade est aussitôt transféré, au moyen d'une voiture spéciale, dans un établissement d'aliénés, accompagné du certificat médical qui doit servir de point de départ pour les observations des médecins de l'asile.

N'êtes-vous pas frappé, ainsi que moi, de l'importance de cette garantie? Voulez-vous que nous la placions hors de toute contestation? Traduisons-la par des chiffres. Sur environ deux mille individus, dont l'état mental a été soumis, en 1868, à l'examen des médecins du dépôt de la préfecture, deux cent trente-sept ont été mis hors de cause et renvoyés à qui de droit.

Si nous ajoutons que la justice se heurte

chaque jour contre de malheureux insensés, et qu'elle a besoin, pour dégager leur responsabilité légale, de recourir sans cesse aux hommes de l'art, témoins les trois cent trente-quatre inculpés, prévenus ou condamnés, qu'elle a livrés à leur examen dans le courant de l'année 1868, un service pareil, dans cette question si difficile et si importante de la responsabilité des aliénés, réunit toutes les convenances. C'est une garantie pour la liberté individuelle, un flambeau pour la justice, et pour les finances de la Seine un embarras de moins.

Un embarras financier de moins pour la ville de Paris! Comment un certificat médical peut-il produire cet effet? Au nombre des individus assujettis à la mesure en question il s'en trouve plusieurs qui n'ont pas acquis dans le département de la Seine le domicile de secours, tel que le veut la loi du 24 vendémiaire an II, qui régit encore la matière. Le premier soin de l'administration départementale est de réclamer auprès de leurs préfets des frais de traitement, qui sont ici beaucoup plus élevés que partout ailleurs. Le placement d'office est la base de la réclamation; car les autorités départementales, pour lesquelles ces placements sont de très-lourdes charges, en discutent rigoureusement la nécessité, et sur ce terrain un préfet vaut un journaliste. Si le préfet de police est resté étranger à la séquestration, la sûreté publique ne pouvant être alléguée, elles refusent d'en acquitter les frais, qui restent ainsi à la charge du département de la Seine. Voulez-vous encore des chiffres? Plus de deux cents de ces transférements ont été opérés pendant l'année 1868.

Ce côté économique de la question n'a pour nous qu'un intérêt indirect, et, si nous y avons touché, c'est uniquement pour en faire sortir un argument de plus en faveur de la thèse que nous soutenons. Quelle est, en général, l'ambition d'un directeur d'asile public? C'est d'être un administrateur habile, ou tout au moins de le paraître. Comment peut-il atteindre ce but? En diminuant les charges de son établissement. Or, un des moyens les plus sûrs est d'en rendre l'accès difficile ; ce qui se borne à dire qu'il doit examiner avec la plus grande attention le certificat médical sur lequel s'appuie l'arrêté du préfet de police, et le malade lui-même ; c'est de repousser tout individu dont la folie ne serait ni assez évidente ni assez nettement constatée, ou bien de lui ouvrir les portes de l'asile aussitôt que son état permet de le faire sans danger.

Cette combinaison, dont le premier résultat doit être de tenir toujours éveillée la sollicitude des médecins du dépôt, ne porte-t-elle pas le caractère d'un contrôle réel? et n'avais-je pas raison d'affirmer que c'est une garantie sérieuse pour assurer la juste application de la loi? Les dissentiments qui surviennent quelquefois entre le préfet de police et les médecins de ces établissements en sont une preuve. Si le préfet se croit autorisé par le sentiment de sa responsabilité à suspendre sa décision au sujet d'un aliéné, dont le médecin n'a pas suffisamment apprécié l'état mental ou qu'il a déclaré guéri, il invite ce dernier à pousser plus avant ses observations ; il lui révèle certaines particularités de l'existence du malade ; il fait autour de lui une lumière plus vive. Si, après cela, le médecin persiste, le préfet n'a plus qu'à s'incliner ; il a rempli son mandat ; sa résistance deviendrait un abus d'autorité.

Il y a donc, à mon avis, utilité, nécessité même, dans une ville comme Paris, où tout est, pour ainsi dire, en dehors des conditions ordinaires, il y a nécessité à ce qu'il existe deux puissantes administrations qui se surveillent l'une l'autre, animées de pensées et d'intérêts différents, quand surtout il y a en cause la sûreté publique et la liberté des personnes. Ce double intérêt en vaut bien la peine.

Il s'est trouvé des hommes qui, pour donner une sorte de satisfaction à l'opinion égarée, quoique partisans de la loi, ont mis en avant un expédient que nous repoussons. Il consiste à remplacer le médecin par le juge de paix, c'est-à-dire à ne donner de valeur au certificat médical exigé par la loi qu'après l'avis de ce magistrat. Est-ce parce que le juge de paix présenterait plus de garanties d'honnêteté? Je n'admets pas cette raison, et j'ajoute que je trouve, en outre, dans le médecin plus de connaissances spéciales. Mais si je repousse l'intervention directe du juge de paix lorsqu'il s'agit d'enfermer un insensé, je la réclame quand je veux m'assurer que la mesure a été légitime. J'aime le rôle que la loi attribue à

chacun : à celui-ci, la responsabilité du placement; à celui-là, la censure ou l'approbation.

Si vous faites intervenir le juge de paix, sera-ce
seulement pour les placements volontaires? Dans
ce cas, vous bornez son rôle à une catégorie de
malades, comme si les autres n'étaient pas dignes
de votre protection. Si, au contraire, vous les
appelez tous à son tribunal, vous ne faites que
déplacer la responsabilité, avec plus de chances
d'erreurs; car le commissaire de police, qui est
aussi un magistrat, ne se détermine pour la
séquestration, à moins que le cas ne soit patent
et qu'il n'y ait péril à attendre, qu'après s'être
livré à une enquête minutieuse.

Ce n'est pas tout d'investir un homme d'un pouvoir quelconque, il faut qu'il puisse l'exercer. Où
sont les moyens que vous avez mis à la disposition des juges de paix? Attendront-ils dans leur
prétoire que les malades leur soient amenés, ou
se transporteront-ils eux-mêmes au lieu où est le
danger? Il faut alors que vous vous occupiez de
changer leur organisation; il faut que vous leur
donniez des agents; il faut, en un mot, que vous
en fassiez des magistrats actifs, des officiers de

police. Si, au contraire, vous ne leur demandez qu'une approbation ou un véto, un simple visa, vous devez en même temps leur donner le moyen de s'éclairer. Or, dans une matière pareille, c'est par une enquête qu'on établit sa conviction. Nous retombons alors dans le rôle que vous ne voudriez pas leur faire jouer, à moins que vous ne placiez sous leurs ordres les commissaires de police, ce qui est également impraticable.

Enfin, on a mis en avant une troisième combinaison, qui paraît avoir obtenu un certain succès ; c'est celle d'un tribunal, sans la décision duquel aucun aliéné ne pourrait être privé de sa liberté. Cette idée a quelque chose de solennel et de protecteur qui séduit au premier abord, mais qui malheureusement échappe aussi à la pratique.

Votre tribunal sera secret ou public. S'il est secret, c'est une simple commission, qui échappera d'autant moins à la censure, que l'opinion, dans certains cas, soupçonnera sa complaisance. S'il est public, vous aurez toutes les émotions d'un débat, où les faits seront discutés, les témoignages contestés ; où des insinuations et des confidences auront la prétention de passer pour des arguments. Vous obligerez donc une malheureuse famille à venir étaler ses plaies devant le monde entier ! Vous ne savez donc pas que certaines de ces plaies morales ont un côté mystérieux et secret, dont la révélation serait, à tort ou à raison, une sorte de flétrissure ?

Le Tribunal jugera sans doute sur enquête et sur la présentation de la personne aliénée. Comprenez-vous la répugnance d'un grand nombre de familles à faire cette exhibition ? Si cette famille a mis tous ses soins à dérober cette horrible affection aux yeux du public, pensez-vous qu'elle permettra qu'on se livre à cet égard à une instruction, dans laquelle seront entendus amis, voisins, gens de service, fournisseurs, dont les rapports ne seront jamais complétement désintéressés ? Qu'un médecin établisse par un certificat la nécessité d'un traitement dans un asile spécial, il est le confident naturel de la famille, dont il est tenu de tenir cachées les infirmités, et, d'ailleurs, en caractérisant la maladie par des termes explicites, il peut se dispenser d'entrer dans des détails dont on aurait quelquefois à rougir.

Jusqu'ici nous n'avons eu à combattre que des

répugnances, répugnances légitimes qu'il est du devoir de la loi de respecter, parce qu'elles tiennent à l'esprit de famille, déjà tant affaibli parmi nous ; mais examinons maintenant les difficultés matérielles qui vont assaillir le tribunal. Le voilà donc organisé. Comment va-t-il remplir ses fonctions? Disons d'abord que le chiffre des cas de folie qui sera soumis à ses décisions varie de trois à quatre mille par année. C'est une moyenne d'environ douze par jour, sur lesquels il faudra qu'il statue sans délai et avec connaissance de cause.

Je suppose que l'enquête a été faite. Il ne s'agit plus que d'amener le prétendu fou devant le tribunal. Que ferez-vous, s'il refuse de s'y rendre? Emploierez-vous la force pour l'y contraindre? Mais de quel droit? Du droit, direz-vous, que doit avoir l'autorité, judiciaire ou administrative, d'enlever un aliéné du milieu de la société qu'il menace de troubler. Cela est vrai avec la loi de 1838, qui a créé la responsabilité de l'individu ; mais, puisque vous ne pouvez plus agir sans la décision du tribunal, si le malade se refuse à cette exigence, le tribunal devient impuissant, à moins que vous ne décidiez qu'il se transportera au domicile de l'aliéné pour y tenir sa séance, ce qui est absurde. Je ne parle pas du bruit, de l'éclat, du trouble inévitable que vous susciterez, si vous avez le pouvoir et la volonté de faire exécuter vos décisions; ou de la responsabilité dont le poids vous écrasera, si, manquant d'énergie ou de lumière, vous laissez les familles livrées aux fureurs des insensés dont vous aurez exalté le délire par l'appareil fastueux de vos mesures.

Je pose le cas où le malade, moins revêche, ira se faire juger sans hésitation. L'enquête a démontré qu'il se livre, sous l'empire de certaines circonstances, à des excès de fureur qu'il est nécessaire de réprimer. Mais voilà, ce qui n'est pas rare, qu'au moment de comparaître devant ses juges, un éclair de raison illumine son cerveau, et qu'il répond avec une suffisante lucidité aux questions que le tribunal lui adresse. Je laisse à deviner le trouble, les inquiétudes, le doute, les hésitations où cette épreuve jettera les juges. Ajoutez-y les excitations d'un avocat, si le fou en a réclamé un; la décision n'est-elle pas connue

d'avance? Il est une foule de cas où je défie tous
les tribunaux du monde, à moins qu'ils n'aient
une expérience consommée avec une fermeté
égale, de retrancher de la société un de ces individus qui, avec une altération profonde de leurs
facultés intellectuelles, jouissent par moments de
toutes les apparences de la raison, et dont la
liberté est pour eux ou pour autrui un danger
permanent, invisible, fatal. Nous avons les mains
pleines de faits.

Ce n'est pas tout encore. La loi, dans sa sagesse,
a prévu le cas où un aliéné pourrait faire courir
à la société un danger imminent. Elle a donc
autorisé, par son article XIX, les commissaires de
police à faire transporter d'urgence cet aliéné
dans un asile spécial, sauf à rendre compte au
préfet, dans les vingt-quatre heures, de cette
mesure nécessaire. Leur laisserez-vous cette
faculté? Que devient dans ce cas l'autorité de
votre tribunal? Et puis ne trouverez-vous pas
l'occasion de déclarer que le commissaire de police
n'a pas usé avec assez de ménagement de cette
faculté, le malade, selon vous, n'étant pas dans
le cas de danger imminent? Croyez-vous, d'ail-

leurs, que ces magistrats s'exposeront à vos attaques, en découvrant leur responsabilité? Ils attendront qu'on leur force la main.

Parmi les individus séquestrés, il s'en trouve aussi plusieurs dont la folie se manifeste subitement dans les hôpitaux où ils ont été reçus à cause de leur indigence. Il est de règle que, sur la production d'un certificat médical et sur la réquisition du directeur, le commissaire de police du quartier procède à l'enlèvement du malade, qu'il fait transférer sans délai et directement dans un asile d'aliénés. Faudra-t-il conduire ces malades en civière devant votre tribunal? Quel spectacle! et quel outrage à l'humanité! Si, au contraire, vous jugez bon de conserver les habitudes anciennes, vous détruisez d'un seul coup votre principe fondamental, en donnant ici au certificat du médecin la valeur indépendante que vous lui avez refusée partout ailleurs.

Enfin nous n'ajouterons plus qu'un mot. Votre tribunal siége à des heures déterminées. Cela se conçoit. Mais si, dans l'intervalle, un individu est saisi d'un accès violent, terrible, faudra-t-il attendre vingt-quatre heures pour prendre une

mesure qui assure le repos d'une famille et pré-
vienne quelque horrible attentat?

Avouez donc que votre tribunal serait une
monstruosité. La loi de 1838 a gardé la mesure
entre le secret et une légitime publicité. Ce tribunal, d'ailleurs, elle l'a indiqué, et il fonctionne,
non comme jury de placement, mais comme tribunal d'appel, ce qui est digne, juste et raisonnable.

Vous avez remarqué sans doute qu'une partie
des arguments dirigés contre le tribunal, attei-
gnent également le juge de paix, et avec plus de
vigueur encore. Les difficultés matérielles étant
démontrées, savez-vous quel serait le premier
résultat d'une pareille organisation? Les familles,
justement troublées par vos exigences, cherche-
raient d'autres voies pour se décharger d'un aussi
triste fardeau. Or, ces voies, je les ai indiquées;
ce sont les maisons religieuses, dont les portes
s'ouvriraient avec empressement. Ce serait une
violation de la loi, j'en conviens; mais qui voudrait leur en faire un crime? Le vrai coupable
serait la loi, ou plutôt vous, qui l'auriez rendue
à peu près impraticable. Abaissez donc votre

pensée sur cet inévitable résultat, grands politiques à courtes vues, et dites-moi si vous n'êtes pas effrayés de cette formidable puissance, dont vous aurez élevé l'édifice de vos propres mains.

Nous devons placer ici une réflexion que nous avons entendue plus d'une fois. Elle est l'expression d'un sentiment honnête, mais peu éclairé. Tant mieux, dit-on, si vous avez entouré d'obstacles insurmontables la faculté de priver un homme de sa liberté. Tant mieux si des répugnances invincibles obligent les familles à prendre elles-mêmes soin de leurs fous; elles feront par nécessité ce qu'elles devraient faire par devoir. Il n'y aura que les maisons de santé qui s'en plaindront; mais cela nous touche peu.

Malheureusement, ce sentiment honorable n'est qu'une erreur. Il faut, pour raisonner ainsi, n'avoir jamais vu d'aliénés, et surtout n'avoir jamais vécu avec eux. A part quelques-uns de ces infortunés, que l'âge ou la naissance a privés de leur liberté morale, c'est-à-dire les idiots et les déments par sénilité, et encore nous faisons nos réserves, il en est très-peu, pour ne pas dire aucun, dont la présence au milieu de la famille puisse être supportée longtemps sans les plus graves inconvénients. Je ne sache pas que l'expérience en ait été faite avec succès, et j'aimerais à connaître, pour modifier sur ce point une opinion profondément réfléchie, les conditions et les circonstances dans lesquelles elle l'aurait été.

Il est un phénomène de psychologie, que je recommande à l'attention des philosophes, c'est que la perte de la raison entraîne celle des facultés affectives. Ainsi, cette reine du monde, la Raison, cette émanation divine, n'est pas seulement la lumière de l'esprit, c'est aussi la lumière du cœur, hors de laquelle vous n'avez que ténèbres, confusion, ignorance, désordres, c'est-à-dire la mort.

Si vous avez observé des fous, vous aurez remarqué que ceux qui les entourent, qui leur tiennent de plus près par les liens du sang ou de l'affection, sont aussi ceux contre lesquels leur fureur éclate le plus généralement : le mari contre la femme ; la femme contre le mari ; le père contre les enfants, et toujours ainsi. Eh bien ! croyez-vous qu'il se trouvera beaucoup de familles disposées à vivre dans ces conditions, ayant sous les yeux le spectacle le plus douloureux, sans profit pour personne, que dis-je? toujours inquiètes, toujours menacées et ne pouvant être qu’une occasion de trouble et d’excitation pour les malheureux dont elles auraient voulu adoucir le sort.

Vous figurez-vous une jeune femme, élevée dans la plus grande observance des lois morales, se livrer, sous l’influence du délire, à des actes d’une révoltante indécence, et ne garder aucune mesure dans ses paroles, comme si elle avait passé sa vie dans des lieux que je n’oserais désigner et dont le nom lui est même inconnu? Si elle a des enfants, consentirez-vous à leur donner ce spectacle? Le donnerez-vous seulement à vos serviteurs?

Voici maintenant un homme, dont l’état mental ne présente aucun danger sous le rapport de la violence, mais qui froidement, sans rougir, avec joie même, trouve dans sa conversation habituelle les paroles les plus licencieuses, des expressions d’un libertinage ordurier d’autant plus affreux qu’il est sans rapport avec son éducation, et cet homme a des jeunes filles, dont la présence, au lieu de le retenir, semble au contraire exciter ses épouvantables lubricités.

Ces exemples ne sont pas rares, et le tableau n'est pas chargé. Je l'ai vu non pas une fois, mais cent fois. J'en appelle à tous ceux qui ont éprouvé de pareilles douleurs. Que les fous ne trouvent pas dans leurs familles les soins qu'exige leur état, cela ne me surprend point; mais qu'il se trouve des hommes pour leur rendre cet office, voilà ce qui m'étonne, à moins qu'ils n'y soient conduits par un grand amour de l'humanité, ou par un grand intérêt scientifique. Dérober à la nature le secret qu'elle garde avec tant de soin suffirait en effet pour couronner un homme d'une gloire incomparable. Le côté industriel existe sans doute, mais c'est heureux ; car l'amour pour ses semblables pourrait bien n'être pas toujours assez puissant pour vaincre l'horreur et le dégoût qu'inspirent ces malheureux.

Le législateur a fait deux parts dans cette question : l'une à l'initiative personnelle, l'autre au contrôle. Les affections mentales ne ressemblent à aucune autre, et, comme elles se produisent le plus souvent par des accès violents, dangereux; qu'elles éclatent soudainement et qu'elles inspirent une profonde terreur, il importe que la décision soit prompte et l'action énergique. C'est la part que la loi a faite à l'initiative personnelle, dont elle a corrigé les abus par un contrôle immédiat et incessant, et à laquelle, d'ailleurs, elle a laissé une large part de responsabilité. Voilà, selon moi, les deux points importants de la question, hors desquels vous ne rencontrerez que doute, qu'embarras, que répugnances et que difficultés, sans que vous ayez mieux assuré ni la sûreté générale ni la liberté individuelle.

L'initiative personnelle étant nécessaire et inévitable, la surveillance indiquée par la loi est-elle suffisante? Elle est si suffisante que je voudrais en restreindre les moyens. Car, ainsi que je l'ai déjà fait observer, s'il y a quelque chose à reprendre à cet égard, c'est son étendue, sa multiplicité, pour ainsi dire. Je voudrais, en conséquence, substituer à ce contrôle exercé par le préfet, par le procureur impérial, par le juge de paix, par le maire et par une foule d'inspecteurs, un contrôle unique; et c'est la seule modification que la loi me semble comporter dans la pratique.

Quelle est donc cette combinaison merveilleuse? Merveilleuse, non; car je crains que sa simplicité

ne soit un obstacle à son adoption. Elle consiste-
rait à instituer une commission permanente, com-
posée de trois membres soumis à l'élection, un
excepté, et renouvelables tous les trois ans. J'y
ferais entrer un médecin, élu par le corps médical; un avocat, également nommé par son corps,
de la même manière que les membres de l'ordre;
enfin, un magistrat, qui serait au choix du procureur impérial ou de la cour. J'affecterais un traitement convenable à cette commission, afin que
chacun de ses membres pût lui consacrer tout
son temps. Le préfet de police agirait avec elle
comme il le fait avec le procureur impérial; il
lui donnerait avis de tous les placements, jour
par jour, afin qu'elle pût se transporter immédiatement dans les asiles signalés, pour y remplir
sa mission.

Vérifier l'état des malades, recevoir leurs do-
léances, examiner si les prescriptions légales ont
été observées, tels sont les premiers soins que la
loi de 1838 a imposés à ses agents. Ce sont ceux
que la commission devrait d'abord remplir fidèle-
ment; mais je voudrais en étendre les limites. Il
arrive souvent que la personne séquestrée jouit

d'une fortune indépendante. Que devient cette fortune? Est-elle consacrée au bien-être du malade? Rarement. On sait que les parents, plus occupés dans ces circonstances de leurs propres intérêts que des besoins du malade, dont la satisfaction leur paraît très-circonscrite, se croient en règle avec eux-mêmes quand ils sont parvenus à mettre d'accord ce qu'ils nomment leur devoir avec les convenances extérieures. Cela est vrai surtout quand le malade n'a que des parents éloignés. Pourquoi la commission ne se ferait-elle pas rendre compte de ces situations délicates? Je voudrais qu'elle pût intervenir, ne serait-ce qu'à titre officieux, afin d'appeler sur ces infortunés l'attention de l'autorité judiciaire. Les aliénés sont des mineurs; la loi doit les couvrir de sa protection. Je me borne à indiquer le rôle de cette commission, laissant à d'autres le soin d'en définir les fonctions et de les étendre, au besoin, jusqu'à l'administration provisoire, jusqu'à la tutelle même. Telle que nous la composons, elle réunirait assez de lumières et d'indépendance pour que les intérêts des aliénés ne trouvassent nulle part de plus sûrs défenseurs.

Mon désir eût été de terminer ici mes observations. Aussi bien que me reste-t-il à dire? J'attendrai la discussion, si elle se produit; mais j'en doute. Les journalistes ont encore cela de commun avec l'Église, qu'ils n'aiment pas à propager des doctrines qu'ils ont combattues. Ce serait en quelque sorte avouer qu'ils ont pu se tromper. Nous verrons bien d'ailleurs; car j'aurai l'honneur de leur adresser ces modestes observations. Qu'ils les accueillent bien ou mal, mon amour-propre seul y est intéréssé, et là n'est pas la question. Ce que je demande, c'est qu'ils les discutent, afin que la lumière en sorte; car il n'y a là d'engagé qu'un grand intérêt social.

Mais vous avez désiré, monsieur, que je misse sous vos yeux le tableau de ce qui se passe, dans le courant d'une année, en matière d'aliénation mentale. Ce tableau, qui n'est que l'application rigoureuse de la loi, présente en effet un curieux spectacle. Nous nous efforcerons de le rendre saisissant. Nous n'aurons, pour cela, qu'à montrer ce que devient l'homme, lorsque la raison ne l'éclaire plus. Quand à être vrai, nous défions la critique d'y mordre. Le hasard ayant mis à notre portée des documents relatifs à l'année 1867, nous avons compris dans ce travail toute la période qui s'est écoulée du 1er mai 1867 au 30 avril 1868.

Le nombre des individus séquestrés pour aliénation mentale, pendant cette période, s'élève à 3,135 : 2,500 en vertu d'arrêtés du préfet de police, comme agissant d'office, conformément à l'article xviii de la loi, et les autres par voie de placement volontaire. Il serait prétentieux et inopportun d'entrer dans des détails médico-scientifiques; mais il nous semble cependant que le public, à qui ce mot d'aliénation mentale ne présente, en général, que des idées vagues, nous saura gré d'en définir plus nettement le caractère. Nous rangerons en conséquence sous un certain nombre de chefs les différentes formes de folie, ayant toutes pour résultat l'inconscience des actes, et pour caractères principaux le délire, l'agitation, la violence, et fréquemment un penchant au suicide. Ces divers chefs sont :

1° L'affaiblissement intellectuel, l'idiotisme et l'imbécillité ;

2° L'alcoolisme à tous les degrés, jusqu'au *delirium tremens ;*

3º Le délire de persécution et de mélancolie, dans lequel les idées de suicide prennent une fort large part;

4º La démence;

5º L'épilepsie, dont les accès se produisent fréquemment dans les autres formes de folie. C'est la forme la plus dangereuse, parce que les impulsions y sont plus violentes et irrésistibles, et la moins facile à juger, parce que le malade, entre deux accès, jouit de sa raison;

6º La manie, la plus diverse de toutes les formes;

7º Enfin, la paralysie générale, dont les caractères sont simples, et qui a presque toujours une terminaison prochaine.

La première forme a fourni...... 247 cas
La seconde .... 450 »
La troisième................... 640 »
La quatrième................... 532 »
La cinquième................... 139 »
La sixième..................... 738 »
La septième.................... 389 »

Que sont devenus ces 3,135 malades?

529 sont décédés ;

247 ont été transférés ou rapatriés : transférés dans d'autres asiles, où les frais de traitement sont une charge moins lourde pour les départements auxquels ces malades appartenaient par leur domicile de secours ; rapatriés, après que des négociations diplomatiques ont établi qu'ils étaient restés étrangers à la France par leur nationalité.

1,163 sont sortis des asiles, déclarés guéris ou rendus à leur famille dans un état assez satisfaisant pour ne faire courir de danger à la sûreté de personne. Pour un certain nombre, cet état s'est sans doute maintenu, ou bien une direction différente les a soustraits à l'attention publique ; mais d'autres ont nécessité, au bout d'un terme plus ou moins long, une nouvelle mesure de séquestration. Nous en trouvons 178 dans ce cas, et le temps pendant lequel ils ont joui de leur liberté varie entre deux jours et sept mois.

Nous avons dit ce qu'étaient devenus nos 3,135 aliénés, jusqu'au moment où s'est brisé le lien qui les attachait à l'administration ; mais il serait bien plus curieux de savoir ce qu'ils avaient été avant cette éclipse de raison. Nous pourrions peut-être surprendre le secret de cette triste et terrible maladie ; nous pourrions, jusqu'à un certain point, établir le contingent que lui fournit le relâchement des liens de famille ; constater la longue suite des infirmités et des misères produites par les vices des parents ; nous rendre compte, enfin, dans la mesure que le sujet impose, de l'influence des institutions et de certaines idées.

A défaut de cette étude, dont nous nous occuperons un jour, nous nous bornerons à annoncer que 329 de ces individus avaient déjà été traités une fois pour la même affection, dans une maison de santé ; que 126 l'avaient été deux fois ; 50, trois fois ; 16, quatre fois ; 8, cinq fois ; 1, six fois ; 6, sept fois ; 2, huit fois ; 4, neuf fois ; 1, dix fois ; 2, onze fois ; 1, quatorze fois ; 1, quinze fois ; 1, seize fois ; 2, dix-sept fois ; 1, vingt fois ; et enfin 1, trente-quatre fois.

J'aurais pu me livrer à des développements plus considérables ; entasser chiffres sur chiffres, raisonnements sur raisonnements, suppositions sur suppositions ; j'aurais pu fournir un gros volume, à la faveur duquel j'aurais sans doute passé pour un érudit, et pourrais peut-être aspirer à l'honneur d'être couronné par l'Institut; mais la question en serait-elle plus claire? Je m'étais proposé de démontrer que la loi de 1838 est une loi sage, honnête et protectrice; il me serait doux de penser que j'y suis parvenu. Mais, comme, d'ailleurs, je ne suis ni médecin ni directeur de maison de santé, il ne me resterait, dans le cas contraire, que le regret de voir un grand intérêt social compromis par des réformes intempestives.

PARIS. — J. CLAYE, IMPRIMEUR, 7, RUE SAINT-BENOÎT. — [329]

A LA MÊME LIBRAIRIE

VOLUMES IN-18 JÉSUS

Henri Martin.	JEANNE DARC, 1 volume, 1 portrait	2 fr	
—	DANIEL MANIN, 1 volume, 1 portrait	3	50
Augustin Thierry.	ŒUVRES COMPLÈTES, 9 volumes	18	»
A. Thiers.	RÉVOLUTION FRANÇAISE, 8 volumes	28	»
De Lamartine.	ŒUVRES POÉTIQUES, 10 volumes	31	50
—	HISTOIRE DES GIRONDINS, 6 volumes	12	»
—	— DE LA RESTAURATION, 8 vol.	16	»
Mme F. Plée.	PEINTURES GÉOGRAPHIQUES, 1 volume	3	»
Mme L. Figuier.	L'ITALIE D'APRÈS NATURE (Italie méridionale), 1 volume	2	»
De Fontaine de Resbecq.	VOYAGES LITTÉRAIRES SUR LES QUAIS DE PARIS. 1 volume	3	»
Charles Jobey.	LA CHASSE ET LA TABLE, 1 volume	3	»
Th. Sidari.	UN AMOUR DE SOUS-LIEUTENANT, etc., 1 volume	2	»
A. Boillot.	TRAITÉ ÉLÉMENTAIRE D'ASTRONOMIE, 1 volume avec figures	5	»
* * *	NOTRE ENNEMI LE LUXE, 1 volume	8	50

PARIS. — J. CLAYE, IMPRIMEUR, 7, RUE SAINT-BENOIT. — [361]